Girardin.

Te $\frac{15}{35}$

AVANTAGES
DE L'ÉLECTRICITÉ,

APPLIQUÉE

A LA MÉDECINE,

DÉMONTRÉS par de nouvelles preuves tirées des nouveaux Procédés de M. GIRARDIN, Physicien;

PUBLIÉS PAR M. V.....

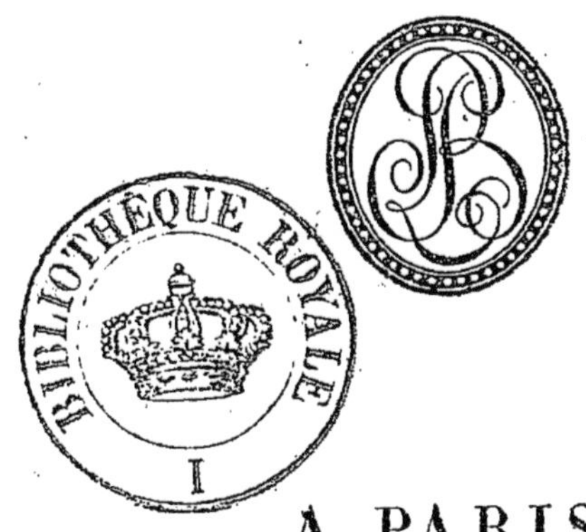

A PARIS,

Chez {
LEBLANC, Imprim.r-Lib.re, Abbaye S. Germain;
DELAUNAY, Libraire, au Palais-Royal;
CROCHARD, Libraire, rue de l'École de Médecine.

1815.

DE L'IMPRIMERIE DE LEBLANC.

AVANTAGES
DE L'ÉLECTRICITÉ,

APPLIQUÉE

A LA MÉDECINE,

Démontrés par de nouvelles preuves tirées des nouveaux Procédés de M. GIRARDIN, Physicien (*).

UN travail trop assidu m'avait tellement affecté les muscles de la main droite, qu'il ne m'était plus possible d'écrire. J'avais, en outre, depuis près de quatre ans, une fraîcheur au bras gauche et une douleur au genou droit qui m'empêchaient de marcher. Après avoir épuisé sans succès tous les soins des gens de l'art du premier mérite, j'eus recours, même d'après leur avis, à M. GIRARDIN, physicien, qui, en peu de temps, me guérit radicalement. Je lui demandai la permission de suivre ses séances, où j'ai remarqué des maladies *réputées incurables*, sur lesquelles le traitement électrique a obtenu une succès complet.

De son agrément, et à l'instar de M. le docteur MAURICE, je publie ses expériences, parce que j'ai pensé que ce serait un service à rendre à l'espèce humaine de faire connaître les avantages d'une science

---

(*) Il tient ses séances à Paris, rue de l'Abbaye-Saint-Germain-des-Prés, n.º 3, maison Abbatiale, tous les jours, depuis neuf heures jusqu'à quatre inclusivement, excepté les dimanches.

dénuée d'intérêt aux yeux du vulgaire, et dont les résultats sont inappréciables. Je me flatte que ce Recueil sera utile, sur-tout si MM. les Pasteurs, les Chefs d'établissemens de charité et d'institutions civiles, les Directeurs des élèves de toutes classes, et les Fonctionnaires attachés aux maisons de bienfaisance, sentent l'importance de seconder mon zèle, en faisant connaître un savoir précieux auquel plusieurs savans ont déjà rendu une justice éclatante.

Tous les corps existans dans l'univers contiennent une portion d'électricité, qui s'exerce en raison des affinités. Il n'y a point de doute que l'électricité ne soit le grand, le premier, l'universel agent de la nature. Ce fluide est tout pour nous; il agit à-la-fois sur nous et dans nous. Sans lui, point de développement d'organes. Cesse-t-il d'exercer tout-à-fait son influence? une cause s'oppose-t-elle à sa circulation? Les fonctions de la machine animale sont suspendues ou s'exécutent avec peine.

Depuis un siècle et demi on s'est fort occupé de physique, et ce n'est que depuis trente ans environ que nous avons accordé à l'électricité l'honneur d'être placée parmi les moyens desquels la médecine obtient le plus d'avantage.

L'électricité médicale, administrée habilement, obtient journellement des effets très-heureux sur des maladies réputées incurables. Le fluide électrique divise les humeurs, les force à s'échapper par les pores et autres émonctoires dont se sert la nature, pour se débarrasser de tout ce qui peut nuire à la circulation progressive des fluides sanguins ou lymphatiques, et troubler l'harmonie.

Les effets étonnans qu'on a obtenus de l'électricité médicale ne sont encore connus que d'une trop petite portion d'individus, en comparaison de la masse des infortunés dont les maladies sont considérées comme l'écueil de la médecine, qui gémissent, qui souffrent, qui périssent même sans regretter la vie, tandis qu'un préservatif leur est offert.

On peut espérer que, mieux éclairés sur leur analogie, on verra la médecine, la chirurgie et l'électricité se donner la main. Alors, sans doute, nous ne verrons plus exposés sous nos yeux la paralysie, le scorbut, l'ulcère, le croup, le rachitis, l'odontalgie, l'asthme, certaines difformités, certaines affections, l'emprosthotonos, le tic douloureux, l'obstruction, le cancer, la suppuration, et sur-tout l'épilepsie, dont le tableau dégoûte et déchire l'âme.

Il est étonnant que les dames, dont presque toute l'existence est consacrée à faire l'ornement de la société, ne fassent pas usage de l'électricité pour conserver la fraîcheur de leur teint, la régularité de leurs traits, et même la proportion naturelle de leurs formes. Elles usent de drogues, d'eaux spiritueuses et de pommades dont l'effet n'a qu'un avantage apparent et momentané. Aussi cet inconvénient les oblige-t-elles à renouveler souvent le remède. Au-lieu que l'électricité, en fondant, en détruisant les humeurs, purifie le sang, soutient le ton nécessaire dans l'action du genre nerveux, conserve un embonpoint raisonnable, et empêche absolument le relâchement des parties musculaires.

Nous n'ignorons pas qu'il existe encore beaucoup de doutes sur la nature, sur l'emploi et l'action du fluide électrique, parce qu'on ne peut comprendre les effets salutaires d'une substance qui a des propriétés transcendantes. Sans doute la théorie et la spéculation, sur-tout à une époque où la langue des sciences offre tant de ressources, pourraient fournir des données plus ou moins exactes, plus ou moins brillantes; mais c'est par des faits que nous chercherons à convaincre nos lecteurs, faits dont on pourra tous les jours vérifier l'exactitude.

Une observation m'a souvent frappé ; c'est que les médecins sont presque convaincus qu'il est impossible que ce fluide puisse être appliqué avec avantage aux maladies de toute espèce. Des docteurs moins instruits ont pensé que cet agent ne pouvait opérer que des guérisons sur des maux faciles à traiter. D'autres docteurs, enfin, ont avancé que des physiciens, quelque habiles qu'ils fussent, ne pouvaient faire jouir les malades soumis à leurs soins, que d'un soulagement ou d'une guérison apparente; parce qu'il était démontré impossible, selon eux, d'opérer par ce moyen une guérison radicale. Je ne suppose pas de mauvaise foi les docteurs de la science ; j'aime à croire même qu'il n'y en a aucun qui ne s'empresse de rendre hommage à la vérité dès qu'elle lui est connue : cependant M. Girardin non-seulement a proposé hautement de réfuter tous leurs argumens sur cet objet, mais il les a engagés à concourir avec lui au perfectionnement d'une science devenue si précieuse à la partie souffrante de la société, et sur-tout il a offert de les convaincre par les faits.

Toutes les fois qu'il est parvenu à des découvertes

nouvelles sur le fluide électrique; lorsqu'à ces découvertes il a pu joindre, comme physicien-mécanicien, les instrumens qui pouvaient les étendre et les rendre propres aux maladies, il n'a pas dit : « Ces découvertes feront ma gloire, et personne n'en partagera la palme avec moi »; mais il les a annoncées publiquement, il a appelé autour de lui les gens de l'art, ses antagonistes même, pour qu'ils fussent témoins de ses opérations; enfin il a proposé d'éclairer les jeunes gens qui voudraient embrasser sa pratique, ou qui viendraient lui demander des avis. Plusieurs médecins des plus savans de l'Europe, et beaucoup d'autres moins célèbres, mais très-éclairés, ont visité son cabinet : tous ont rendu justice à la pureté de ses intentions, tous ont été témoins d'opérations plus ou moins difficiles, tous ont été satisfaits de sa doctrine et de ses résultats. Enfin, ils ont été convaincus que la guérison de ses malades n'était pas instantanée, mais durable, et en tout efficace.

Prétendrait-on affaiblir l'opinion favorable à ses procédés, en disant que l'électricité, administrée par bain ou par commotion, ne peut, dans certains cas, produire un effet continu sur le même individu? Il en serait ainsi, s'il ne possédait que ces deux modes d'électriser : il en a en tout soixante, plus ou moins énergiques, tous également constans dans leur usage et dans leurs effets, et qu'il emploie selon les cas.

On prétend encore que l'électricité attaque le genre nerveux, etc.; oui, lorsque l'ignorance se permet de l'employer; mais M. Girardin a prouvé, et il peut en reproduire la preuve satisfaisante, le contraire, quand le fluide électrique est dirigé par des mains habiles.

Il est si bien démontré que la découverte du fluide électrique est un bienfait pour l'humanité, qu'elle a été l'objet des recherches d'un grand nombre de docteurs de toutes les parties du monde, et qu'ils n'ont pas cessé de l'admettre au rang des moyens curatifs les plus énergiques, sur lesquels la médecine fonde de grandes espérances. Quelque jour l'électricité médicale sera professée dans toutes les écoles, parce qu'il n'est plus douteux qu'on en obtiendra des secours efficaces contre plusieurs des maladies chroniques qui font le désespoir des médecins et le tourment des malheureux, voués à une mort lente et inévitable. En effet, une fois que les propriétés du fluide électrique et le mode de son application seront bien démontrés par des physiciens habiles, il faut espérer que les contagions et les épidémies seront beaucoup plus rares.

« Il serait à désirer, dit le docteur Maurice, que
» dans les villes un peu considérables, et sur-tout à
» toutes les sources d'eaux thermales, où l'on envoie
» beaucoup de paralytiques, de rhumatisans, de
» blessés, il y eût toujours un physicien autorisé,
» après des preuves légales de capacité, à adminis-
» trer l'électricité aux personnes que les médecins
» lui adresseraient; car il est encore bien moins
» possible à un praticien un peu occupé, d'électriser
» lui-même ses malades, que de leur préparer les
» drogues qu'il leur prescrit ».

Cette opinion paraît d'autant mieux fondée, qu'elle a déjà été émise par un autre médecin, dont l'autorité est du plus grand poids. « J'ai souvent (dit le célèbre Mauduyt, de la Société royale des Sciences), « témoigné le désir que j'aurais de voir » établir des traitemens électriques dans les hôpi- » taux destinés aux infirmes. Ça été un des vœux » que j'ai formés, un des souhaits dont j'ai le plus » parlé. J'ai annoncé les avantages qu'on avait à en » attendre; mais j'ai le ton peu dogmatique, et j'ai » parlé d'une voix sortie d'un poumon trop faible » pour être entendue. Comment pouvais-je l'être, » et comment persuader? »

Si le vœu manifesté avec tant de chaleur par MM. Maurice et Mauduyt s'accomplissait, il m'est permis, à moi, de croire qu'on ne verrait plus tant d'infortunés condamnés à compter les heures par de nouvelles souffrances, à attendre impatiemment la mort, qui, selon eux, ne leur enlève pas assez vîte le plus beau présent, devenu pour eux le plus funeste.

Cette notice n'est que *le prélude d'un ouvrage beaucoup plus considérable,* dans laquelle on a voulu présenter, en quelques pages, les résultats d'une expérience de trente-trois ans, ou le fruit de découvertes nouvelles dans la physique, c'est-à-dire dans la nature et l'usage de l'électricité.

La plupart des personnes guéries par l'électricité n'ont pas voulu être citées dans un écrit destiné à l'impression; mais on montrera à ceux qui le dési- reront, les certificats authentiques, avec les noms et adresses des malades radicalement guéris.

La dame la M...e, limonadière, avait depuis six

mois un *rhumatisme* au bras gauche. Elle fut guérie après quinze jour d'un traitement suivi.

Le sieur le Renard était attaqué d'une *paralysie* dans tout le côté gauche. Il fit usage de l'électricité, et fut guéri en onze jours.

M. de B.........n était perclus de tous ses membres sans qu'il lui fût possible d'exécuter aucun mouvement : le côté gauche était totalement *paralysé*, avec affection évidente de *surdité* et *tremblement général;* les articulations des extrémités supérieures et inférieures étaient aussi presque ankilosées et si froides, qu'on ne pouvait les réchauffer. Ces dernières affections étaient accompagnées d'*œdématie* avec *empâtement.* — M. de B.........n fut ainsi malade pendant trois ans, et guéri en moins de six mois.

La dame veuve B.......e avait depuis quatre mois et demi une *suppression de menstrues,* avec *oppression*, des *douleurs* très-aiguës à l'estomac et aux reins; le ventre était météorisé. Neuf séances d'électrisation suffirent pour la guérir et lui rendre le cours des menstrues.

Deux enfans étaient *sourds* depuis plusieurs années. Ils furent guéris après six mois de traitement.

Une dame avait depuis quatre ans, par suite d'une couche, un *mal* au bas de la jambe gauche; il lui était survenu aussi des *varices* accompagnées d'un *ulcère,* avec *douleurs* et *démangeaisons.* Elle fut guérie en quarante-cinq jours. — Cette dame avait été condamnée à avoir la jambe amputée.

Le sieur Etienne B....t avait, depuis plusieurs années, un *asthme*, des *engourdissemens* dans les doigts de la main droite, avec un *froid* jusqu'à l'épaule du même côté; un grand *embarras* dans la tête, et l'œil droit *faible* au point qu'il était obligé d'avoir un verre de ses lunettes beaucoup plus fort que l'autre. Il a été guéri en quarante jours.

Le sieur Lefèvre souffrait de l'*odontalgie* ou douleurs de dents, dont il fut guéri en peu de séances.

Un serrurier, en revenant de Constantinople, fut saisi d'un froid si vif sur le vaisseau de transport, qu'il devint *sourd* en moins de deux heures. En arrivant à Paris, il se fit électriser, et recouvra l'ouïe après dix séances.

Un horloger souffrait de *maux de reins* et d'un *embarras* dans les genoux, dont il fut guéri en cinq jours.

Deux personnes, le mari et la femme, étaient attaquées du *scorbut*. Elles ont été guéries, la première en quatre mois et demi, la seconde en cinq mois.

Un officier prussien était devenu *sourd* par suite d'un accident. Il fut guéri en vingt-neuf séances.

Un vieillard septuagénaire avait les mains et les doigts *contrefaits* depuis nombre d'années, à cause de nodus; ses pieds étaient aussi *contrefaits*, et il éprouvait des *douleurs* dans différentes parties du corps. Trois mois et demi ont suffi pour opérer sa guérison.

Une jeune fille de dix-sept ans, avait une *suppression de menstrues* qui lui occasionnait une *surdité* si complète, qu'elle n'entendait point l'explosion du canon. Après trois mois de traitement électrique ses règles reprirent leur cours, et la surdité disparut entièrement.

Un pianiste allemand, sexagénaire, fut guéri en quatre séances d'une *loupe* à l'annulaire de la main gauche.

M. F.....d, employé à la cour des comptes, éprouvait, dans les genoux, des *embarras* et des *douleurs* qui gênaient beaucoup sa marche. Il fut électrisé pendant trois mois : la guérison fut si parfaite, que, malgré ses soixante-dix-huit ans, il voulait et il pouvait franchir à pieds joints le tabouret électrique.

Un vieillard octogénaire avait de fréquentes *absences* de mémoire; il éprouvait des *étourdissemens* qui le privaient de toutes ses facultés. Il recouvra une santé parfaite après deux mois de traitement.

Un avocat avait, depuis trois ans, une *paralysie* accompagnée d'*empâtement*, et, depuis quelque temps, beaucoup de *dartres vives* sur la tête; il fut guéri après huit mois de traitement.

Une ouvrière en dentelle a été guérie, en quatre mois, de *maux* de reins et de tête, et d'une *strangulation*. Sa fille a été également guérie de violens *maux* de tête et de reins, d'une *suppression* et d'un *embonpoint démesuré*.

La dame C...t éprouvait les *douleurs lancinantes des dents, avec fluxion,* dont elle a été guérie en quatre séances. Elle n'a rien ressenti depuis, quoiqu'ayant la denture des deux mâchoires gâtée.

M. d'Aubusson fils avait le bras droit totalement *paralysé,* à la suite d'un coup de feu qu'il reçut au cou du même côté. Il a été guéri en deux mois. On a assuré à M. Girardin qu'il avait repris du service.

Une jeune fille avait, sur toute la figure, des *boutons dartreux,* dont elle a été guéri en vingt-deux séances.

Une sage-femme avait les lèvres des yeux tellement malades, que les cils tombaient; l'orbiculaire de ces lèvres était fort rouge et causait des démangeaisons. On administra à la malade l'électricité par bains seulement, et deux séances suffirent pour rendre ses yeux à l'état de santé.

Madame de S...é avait des *maux de tête* et une *transpiration répercutée.* En vingt-huit séances les maux disparurent, et la transpiration reprit son cours naturel.

M. L......r fut guéri, en trente-quatre séances, d'une *loupe* de la grosseur d'une petite noix, placée au-dessus de l'œil gauche.

Un jeune étranger, affecté depuis nombre d'années de *glandes scrophuleuses* aux aînes, a été guéri en quatre mois.

Un autre étranger était affecté de *roideur* dans les jambes et de *douleurs* dans les genoux, dont il a été guéri en trois mois.

Un enfant de douze ans était, depuis sa naissance, attaqué de *scrophules*, qui disparurent après onze mois d'électrisation.

M. Maurice (de l'*Électricité médicale*, p. 225) cite un cas particulier sur des *écrouelles* ou tumeurs scrophuleuses, guéries par M. Girardin.

Une demoiselle, âgée de quarante-cinq ans, était attaquée d'une *hémyplégie* avec *gonflement* au côté droit, dont elle a été guérie.

Un jeune homme, également attaqué d'une *hémy- plégie* dans tout le côté droit, a été guéri en quatre mois et demi.

M. M.......r, propriétaire, avait reçu un coup d'esquille de pierre au petit angle de l'œil droit, où se formait une *veine* de sang très-large, dont la pointe venait se terminer sur le milieu de la pupille. On devait faire une opération pour enlever la veine, que l'électricité seule fit disparaître en deux mois.

Une harangère de la Halle, âgée de cinquante ans, avait des *maux d'estomac* depuis nombre d'années. Les douleurs étaient si violentes qu'elle tombait très- fréquemment dans un état convulsif, et se roulait à terre ne sachant quelle position prendre pour obtenir du soulagement. Elle avait un *dégoût* si grand pour les œufs cuits durs, qu'elle ne les voyait qu'a-

vec une sorte d'horreur. Elle se soumit au traitement électrique, et le suivit avec exactitude. Elle
recouvra la santé après quarante séances, et mangea
des œufs avec autant de satisfaction que d'appétit.

Un particulier, plus que sexagénaire, avait les
fléchisseurs des doigts de la main droite *racornis;*
l'annulaire et le petit doigt étaient crispés de manière
que non-seulement il lui était impossible de s'en
servir, mais que bientôt on eût été obligé de cou-
per les fléchisseurs du médius et de l'auriculaire.
Trois mois et demi d'électrisation suffirent pour
rendre à la main tous ses mouvemens primitifs et le
libre exercice de l'action.

M. C..l, sexagénaire, avait la *vue faible et fati-
guée,* à laquelle l'électricité rendit la sérénité après
six mois d'un traitement suivi.

Madame Cl...u souffrait de *maux aigus* de reins
et de tête, à cause de l'irrégularité de ses menstrues;
elle était en outre affectée de *faiblesse d'estomac.*
Sa guérison eut lieu après trois mois de traitement.

Un particulier a été guéri, en trois mois, de *douleurs de poitrine* qui l'affectaient depuis long-temps.

Un personnage distingué, sexagénaire, résidant
en Allemagne, a été guéri également, en six semaines, de *douleurs aux genoux.*

Mademoiselle M.......r, propriétaire en Picardie,
âgée de trente-six ans, était, depuis sa naissance,
affectée de *jaunisse* et attaquée d'une *hydropisie*

avec *goutte vague*. Il lui était survenu des *grosseurs* du volume d'un petit œuf de poule, lesquelles disparaissaient alternativement. Elle a été guérie de toutes ces affections après six mois d'électrisation.

Un particulier, âgé de quarante ans, a été guéri du *tic douloureux* après un mois de traitement.

Un autre particulier a été guéri du *tremblement général*, nommé vulgairement *danse de Saint-Guy*, après deux mois et demi de traitement.

Un jeune étranger avait une *douleur très-vive* qui affectait son bras droit depuis le poignet jusqu'au coude, laquelle disparut après deux mois d'électrisation.

Une jeune Anglaise souffrait, depuis long-temps, de *douleurs* dans la tête, dans les cuisses et dans les jambes; ces douleurs disparurent après cinq mois de traitement.

M. B.....d était affecté aussi de *douleurs* dans les tarses, dans les reins, dans les genoux et dans les mollets: douleurs qui apportaient incessamment des difficultés dans l'exercice de ses membres. Il a été guéri en quatre mois et demi.

La domestique de feu M. Naigeon, de l'Institut, fit une chute violente. Sa tête porta contre le balcon d'une fenêtre. Le coup occasionna un *abcès* dans la tête du côté opposé, lequel abcès ne se développa que deux ans et demi après. Quand elle marchait, elle éprouvait des commotions douloureuses aussi

vives qu'insupportables, et qui l'obligeaient à s'ar-
rêter spontanément. En dix-huit séances M. Girardin
extirpa radicalement le mal.

Une jeune dame a été guérie, en soixante-dix
séances, d'une *transpiration répercutée*, qui lui
occasionnait fréquemment des *douleurs dans les
reins* et de fréquens *maux de tête*.

Une demoiselle de vingt-quatre ans éprouvait,
depuis deux ans, un *tremblement de tête* permanent
et en tout sens, et un *clignotement* à l'œil droit. L'œil
gauche était plus saillant, et l'orbiculaire plus grand
que l'autre. Toutes ces affections étaient produites
par des gonflemens intérieurs, lesquels avaient été
causés par de longs chagrins. Elles disparurent après
quatre mois et dix jours d'électrisation.

Le sieur P.....r, conducteur de diligence, depuis
une huitaine de jours avait au sein gauche une *douleur* qui commençait à devenir insupportable. Pendant l'électrisation qui dura trois jours, cette douleur passa successivement dans le sein du côté droit,
puis dans la tête, et disparut entièrement.

M. D...c avait, depuis long-temps, les jambes
fort grosses vers les parties inférieures. Quarante
séances ont suffi pour leur rendre les formes naturelles.

Son épouse avait un tempérament tellement bi-
lieux, que la moindre contrariété lui donnait des
attaques des nerfs. Pendant quarante-trois séances
que dura le traitement, la malade rendit, par la voie

2

des eaux, une quantité considérable de matières blanche, jaunâtre et verte, qui paraissaient être absolument de lait caillé, et qui exhalaient, dans leur évacuation, une odeur fétide qui était même insupportable à cette dame. L'électricité lui fit rendre également, par les voies nasales, des eaux rousses et des matières épaisses qui lui purgèrent tellement la tête, que son imagination, qui s'affectait au point de lui causer des crispations nerveuses, redevint calme, sereine; sa santé se rétablit insensiblement, ses traits se formèrent, et la fraîcheur de la première jeunesse anima sa figure. Cette dame avait en outre la vue si faible, qu'elle ne pouvait coudre que très-difficilement avec des lunettes. Elle s'en passe maintenant, et travaille même la couture à la chandelle.

Sa demoiselle, âgée de quatorze ans, était attaquée de *maux aigus* de tête et de reins, et de *maux de cœur*; son oreille droite suppurait presque incessamment; le petit angle de l'œil gauche était fort malade. Sa guérison fut opérée en un mois de traitement, après lequel ses menstrues se développèrent.

Madame D...s était attaquée, au bras gauche, de *douleurs* qui l'empêchaient de s'en servir avec facilité; elle avait aussi le talon du pied droit privé entièrement de sensibilité. Toutes ces affections cédèrent à cinq séances d'électrisation. — Un an après, elle se trouva attaquée de *douleurs très-aiguës* depuis l'occipital jusqu'à la nuque, tout autour du cou et dans les deux bras. Ces douleurs cédèrent également à deux séances d'électrisation.

Madame P.....n, née Anglaise, a été guérie d'une *foulure* en quarante-cinq séances. C'est ainsi qu'elle s'exprime dans son certificat :

« Madame P...... était à trois cents lieues de
» Paris, lorsque, par un faux mouvement en ar-
» rière qu'elle fit de son bras droit, elle sentit un
» déchirement intérieur très-douloureux, et le bras
» resta sans mouvement. Elle crut dans le moment
» qu'elle avait le bras démis ; mais, en l'examinant
» de plus près, elle vit bien que ce ne pouvait être
» qu'une forte foulure, un alongement de nerfs ;
» en conséquence, elle se décida à n'y rien faire.
» Cependant elle avait perdu la force et une grande
» partie du mouvement ; car celui-ci était telle-
» ment circonscrit, qu'elle ne pouvait alonger le
» bras en aucun sens. On lui conseilla plusieurs
» remèdes, entre autres les fortifians.... Mais elle
» connaissait M. Girardin, elle avait souvent été
» témoin des effets surprenans de l'électricité ad-
» ministrée par lui, et elle résolut d'attendre son
» arrivée à Paris, pour essayer ce moyen de préfé-
» rence à tout autre, le croyant le plus propre
» à redonner aux nerfs le ton qui leur manquait ;
» tandis que les fortifians, qui ne sont que des
» astringeans, n'auraient fait qu'étrangler les petits
» vaisseaux et augmenter le mal. Arrivée à Paris,
» après quatre mois de souffrances, madame P.....
» alla chez M. Girardin, qui lui administra l'élec-
» tricité ; au bout de huit jours elle commençait
» à sentir un soulagement très-sensible. Le bras,
» qui semblait vouloir se détacher de l'épaule, et
» qu'il fallait toujours soutenir, se raffermissait ; le

» mouvement se développait, et au bout d'un mois
» la douleur était entièrement dissipée ; elle dor--
» mait tranquillement et se servait de son bras en
» tout sens ; il ne restait plus qu'un peu de roideur
» dans l'épaule lorsqu'elle faisait un mouvement en
» arrière, et quinze jours de plus ont suffi pour le
» rétablir tout-à-fait. Puisse cette notice que
» madame P...... doit à la reconnaissance éclairer
» quelqu'un de ses semblables, et le bien qu'elle
» ressent doublera de prix !   H. P...... ».

M. Fonteret, ancien marchand de vin, âgé de
trente-trois ans, s'était livré avec excès aux écarts de
l'onanisme, depuis l'âge de treize à quatorze ans
jusqu'à celui de trente. Cette dangereuse habitude
l'épuisa tellement, qu'il se trouva privé entièrement
des sucs de la génération ; tous ses membres se contrac-
tèrent péniblement ; le genre nerveux se corroda dans
toutes les parties du corps, et réduisit le malade à
l'état absolu de nullité. Il ne cessa de faire usage des
remèdes usités dans cette position, dix ans après s'ê-
tre livré à la masturbation, jusques il y a deux ans. Les
eaux minérales naturelles, les eaux minérales com-
posées, les frictions, le rob, etc., loin de le soula-
ger, empiraient sa situation. Il était arrivé à l'état de
consomption lorsqu'il se présenta pour se faire électriser, en juin 1813. Ce dernier traitement, quoique souvent interrompu, joint aux laxatifs, aux
émolliens et aux confortatifs, ranimèrent tellement
le sujet après cinq mois d'électrisation, qu'il avait
recouvré le libre exercice de tous ses membres avec
son activité première. Il a été en même temps guéri

de *fraîcheurs* dont il était généralement affecté. M. Fonteret jouit maintenant d'une bonne santé ; il est même dans le cas de faire une route non interrompue de huit à dix lieues : exercice qu'on n'aurait pu attribuer qu'à un effort extraordinaire, s'il ne l'avait affirmé lui-même, et si on n'était pas à même de s'en convaincre.

Madame P.......e avait la main droite affectée d'une *goutte* qui la lui rendait contrefaite, et qui lui occasionnait des *douleurs très-aiguës* qui l'empêchaient de prendre du repos. Ces affections ont été détruites en cinquante-six séances, et les nodus ont disparu.

Sa demoiselle éprouvait, depuis trois ans, des *faiblesses dans les cuisses et dans les jambes,* avec des *migraines* et des *maux d'estomac insupportables.* Deux mois ont suffi pour lui rendre la santé. Dans les derniers temps de son traitement, elle se trouva attaquée d'un *rhume* qui lui survenait tous les ans pendant l'hiver. Cette dernière affection était accompagnée de *strangulations* et *d'embarras dans la tête.* Il a suffi de deux séances pour les détruire.

Une dame de quarante ans avait, depuis long-temps, des maux de reins très-aigus qui l'empêchaient de jouir du repos. Elle en a été guérie en vingt-deux séances.

Un commis, âgé de vingt-cinq ans, avait dans le bras droit une *douleur rhumatismale,* dont il a été guéri en trois séances.

I

La demoiselle V....., âgée de vingt-deux ans, était attaquée depuis dix-huit mois, dans tout le côté gauche, d'une *hémyplégie*, dont elle a été guérie en dix mois.

M. M....., Anglais de distinction, ayant eu un *effort* dans l'épaule droite, à la suite d'une chute, presque toutes les fonctions du bras étaient interrompues; il en a recouvré l'usage après un mois de traitement. Il avait en outre aux coude-pieds des *excroissances* de la grosseur d'une petite noix, qui ont disparu après un mois d'électrisation.

M. le F... était attaqué, depuis sept mois, d'une *rétention d'urine*, dont il a été guéri en deux mois.

M. P...... éprouvait, depuis dix-huit mois, de grands *maux de tête*, des *étourdissemens* qui lui occasionnaient des chutes fréquentes et des faiblesses dans les genoux; il avait aussi des *dartres* sur le tibia de la jambe gauche, et une *rétention d'urine* : il a été guéri de toutes ces affections après un traitement de quatre mois et demi.

M. Mercier, horloger, souffrait à l'épaule gauche d'un *rhumatisme* qui affectait tellement tout le bras, que le malade était presque privé de son usage. Six semaines ont suffi pour le rétablir.

Une jeune demoiselle souffrait des douleurs de dents, dont la guérison a eu lieu en une séance.

M. Onslow avait, depuis long-temps, des *rhuma-*

tismes dans les épaules, dans les reins, dans les cuisses et les jambes, et en a été guéri en un mois.

Un jeune homme de dix-huit ans, boulanger, avait, depuis cinq mois, les fléchisseurs du bras gauche raccornis, de manière que le bras, étant ployé, ne pouvait plus se redresser. Le sujet éprouvait des douleurs dans le même bras. Ces diverses affections ont été guéries en vingt-huit jours.

Une mère de famille, âgée de cinquante-un ans, avait de fréquentes *absences*, et souffrait, depuis dix ans, de *maux de tête*, d'un *rhume* de cerveau, et de *douleurs lancinantes* du côté gauche de la même partie, lesquelles lui avaient occasionné une surdité complète. Elle en a été guérie en un mois et demi.

Trois sujets, dont deux garçons et une fille (les premiers âgés de sept à huit ans, et la dernière de neuf à dix ans), étaient attaqués du *croup*. Ils furent électrisés à peu de mois de distance. Le premier a eu cinq séances, le second sept, et la petite douze à quatorze, lesquelles ont suffi pour opérer leur guérison.

Certificat de Médecin.

« M. Ostal, maître sellier, rue du Bac, âgé de
» soixante-neuf ans, eut, en 1806, une fausse at-
» taque de paralysie, qui se borna aux muscles de
» la face, et lui laissa, pendant quelques jours, la
» bouche un peu difforme, mais qui n'eut pas d'au-
» tres suites. En 1814, à l'entrée des alliés, il eut

» une seconde attaque qui se porta spécialement
» sur les organes du goût et de l'odorat, qui furent
» totalement perdus. Depuis lors, les autres facultés
» du malade s'étaient beaucoup affaiblies ; sa mé-
» moire était souvent en défaut, et il ne pouvait
» plus se livrer à ses affaires courantes avec sécurité.
» Il ressentait aussi beaucoup d'embarras dans les
» membres, portait difficilement la tête droite, et
» éprouvait beaucoup d'affaiblissement dans tou-
» tes ses fonctions ; sa marche n'était pas assurée,
» et il ne sortait qu'avec la crainte d'une nouvelle
» attaque. En décembre 1814, le malade me con-
» sulta sur son état, et me fit part de tout ce qu'il
» avait éprouvé. Je pensai que l'électricité médicale,
» bien dirigée, était le mode de traitement qu'il
» devait préférer ; et, quoique je fusse à-peu-près
» persuadé que ce moyen ne lui rendrait ni le goût
» ni l'odorat, totalement perdus, j'étais sûr que
» l'électricité rétablirait les forces abattues, accélé-
» rerait la circulation générale qui était très-ralentie,
» ranimerait les forces, et fortifierait les facultés
» intellectuelles. Je le conduisis dans le cabinet de
» M. Girardin ; et, après un mois et demi de séan-
» ces, nous eûmes la satisfaction de voir l'état du
» malade s'améliorer : l'odorat et le goût ne sont
» pas revenus, mais le malade a acquis beaucoup
» plus d'agilité et de force, sa tête ne vacille plus,
» il ne craint pas d'aller seul, et il peut aujourd'hui
» faire ses comptes et reprendre le cours de ses
» affaires ordinaires. C'est un hommage que je dois
» rendre à la manière d'administrer l'électricité de
» M. Girardin ; et je lui rends la justice que lui mé-

» ritent ses moyens, qui d'ailleurs ont été em=
» ployés en présence de tous les amis et parens du
» malade.

» Paris, ce 13 avril 1815 ».

ALYON, *Officier de santé de première classe
de la vieille Garde Impériale.*

Nous ferons observer que M. le docteur Alyon est
dans l'erreur, lorsqu'il affirme que M. Ostal avait
perdu entièrement l'usage des deux sens du goût et
de l'odorat. Le malade fut lui-même dans cette
erreur jusqu'à la fin de son traitement, que M. Girardin lui fit respirer du sirop de vinaigre, de l'eau
de Cologne, et prendre du tabac, de l'eau-de-vie
et de l'elixir de longue vie; l'électricité réveillait
alors la sensibilité : ce qui a été jugé en présence de
témoins. Mais M. Ostal, cessant de faire usage de
l'électricité, priva le physicien de la satisfaction de
terminer une cure dont le succès n'était pas douteux.

M. Balestier, ancien avoué, jurisconsulte, vient
de m'adresser le certificat suivant, en m'invitant à
l'insérer dans cette notice, afin de lui donner toute
la publicité que son objet mérite.

« Je soussigné, déclare que je suis depuis vingt
» mois atteint d'une maladie nerveuse extraordi-
» naire. J'ai d'abord éprouvé des mouvemens con-
» vulsifs derrière le cou, qui entraînaient ma tête
» en arrière, sans cependant éprouver de fortes dou-
» leurs. Ma tête perdit insensiblement son équili-
» bre, par l'état continuel de convulsions des mus-
» cles extenseurs; les fléchisseurs, au contraire, de-
» vinrent sans force, ce qui annonçait une paralysie

» dans la partie antérieure du cou et de la poitrine.
» Divers traitemens furent essayés sans succès pen-
» dant environ quinze mois; j'étais dans un état
» désespéré, lorsque je fus adressé à M. Girardin,
» physicien, dont le zèle éclairé et l'expérience mé-
» ritent de justes éloges.

» Le traitement électrique continué depuis le mois
» de mars dernier, et quelques évacuans, ont fait
» disparaître des douleurs continuelles de tête, les
» muscles fléchisseurs reprennent leur force natu-
» relle, et les extenseurs perdent de leur roideur;
» ce qui me fait espérer ma guérison. Je déclare
» donc que je dois aux soins obligeans de M. Gi-
» rardin le mieux que j'éprouve; ce qui me donne
» l'assurance que ma guérison deviendra parfaite
» en continuant encore quelque temps ce traite-
» ment : pourquoi j'ai donné le présent, pour ser-
» vir ce que de raison.

» Paris, le 13 septembre 1815 ».

BALESTIER, *ancien Avoué, Jurisconsulte.*

Parmi les autres malades soumis aujourd'hui au traitement de M. Girardin, il en est dont la guérison ne peut être douteuse, et dont les cures sont d'un intérêt tout particulier; mais elles seront insérées dans l'ouvrage où elles doivent ajouter, s'il est pos-sible, à l'histoire de l'électricité.

Entre autres observations qu'une dame fit insérer dans la *Gazette de France,* du 24 octobre 1812, n.° 298, on remarque celle-ci : « M. Girardin s'est » voué à ce genre de travail; depuis trente ans ce » savant laborieux et modeste ne s'est absolument

» occupé que de l'*Electricité médicale*. Un grand
» nombre de cures qu'il a obtenues aurait fait la
» réputation d'un homme qui eût cherché l'éclat ;
» M. Girardin s'est contenté d'être utile, et de jouir
» sans bruit de la reconnaissance des personnes
» qu'il a guéries. Entre ses mains l'électricité n'a
» rien d'effrayant ni de dangereux, parce que tous
» les instrumens dont il se sert sont à électromètre,
» par conséquent gradués selon la force des indivi-
» dus, et le genre de leur maladie. Les malades
» n'ont point de secousses violentes à redouter ».

M. le docteur Maurice, ancien médecin de la
Faculté de Montpellier et des armées, dans son ouvrage sur l'Électricité médicale, rapporte des exemples de guérisons opérées par M. Girardin sur la *paralysie*, l'*asthme*, la *fistule lacrymale*, les *tumeurs
sur les mâchoires*, la *surdité*, l'*ulcère visqueux*,
les *écrouelles*, la *suppression*, le *rhumatisme*, la
manie et l'*imbécillité*. Il s'exprime ainsi dans le même
ouvrage : « Cet habile physicien (M. Girardin) a le
» bon esprit de ne point dédaigner les moyens auxi-
» liaires. *Il engage les médecins des personnes
» qu'il électrise à prescrire, de concert avec lui,
» le traitement pharmaceutique*. Il recommande
» à ses malades de se vêtir chaudement, d'éviter
» les brusques changemens de la température. Il a
» soin de les accoutumer graduellement à l'élec-
» tricité. Comme il a autrefois dessiné l'écorché et
» étudié la névrologie, il sent que le principe du
» mal n'est pas toujours dans le sensorium, et n'i-
» gnore pas que les paralysies traumatiques sur-
» viennent presque toujours dans le côté opposé

» aux blessures de la tête. *Sa manière de traiter*
» *n'a donc rien d'empirique, et par conséquent*
» *que très-peu de rapport avec celle de la plupart*
» *des autres électriseurs.*

» L'on doit croire cependant que, vu la perfec-
» tion de ses machines, et son habileté personnelle
» à les manier, M. Girardin en retirera toujours des
» effets qu'on ne pourra obtenir avec des instrumens
» plus faibles et moins parfaits.

» J'engage les malades à s'adresser à lui avec con-
» fiance; ils n'auront qu'à s'en louer : c'est le seul
» motif qui puisse m'engager à leur donner cet avis,
» et la seule récompense que j'en attende.

» Des hommes instruits, dit ailleurs M. Maurice,
» avaient fait avec prudence d'heureux essais sur
» l'électricité. Ces cures, rendues publiques, exci-
» tèrent un engouement général. Mais des personnes
» étrangères à l'art, des professeurs de collége, sans
» aucune teinture des connaissances médicales, s'é-
» tant crus propres à électriser, l'électricité, appli-
» quée sans ménagement, dût produire de fâcheux
» effets, non-seulement lorsqu'elle était contraire,
» mais encore dans des cas où elle eût parfaitement
» réussi, si elle eût été administrée par des mains
» plus habiles, qui, au lieu de s'en tenir aux étin-
» celles et à la commotion, eussent su la graduer, la
» diriger exclusivement sur telle ou telle partie, etc.

» On sait que le calorique, si propre à ramollir,
» à diviser, à fondre, agit encore plus puissamment
» lorsqu'il est réuni à quelque liquide, comme à
» l'eau en expansion. Je pense donc que dans les
» constitutions sèches, même dans les paralysies

» avec maigreur, resserrement extrême du tissu cel-
» lulaire, douleurs vives qui annoncent quelque
» acrimonie, l'on doit seconder l'effet tonique et
» fondant de l'électricité par les bains tièdes, émol-
» liens, par des boissons mucilagineuses, etc., pro-
» pres à redonner de la souplesse aux chairs et à la
» peau, et à envelopper, corriger l'âcreté brûlante
» des humeurs.

» Quoi qu'il en soit, l'électricité a toujours fixé
» l'attention des médecins dès l'instant de sa dé-
» couverte. L'on ne peut disconvenir que c'est ce
» fluide étonnant qui anime, qui vivifie les nerfs,
» les chairs mêmes...... Enfin c'est à des muscles
» fournis de nerfs considérables, que *la torpille*
» doit ses propriétés électriques.

» Les malades doivent être convaincus qu'avec
» de la persévérance, et, pour peu qu'ils aient à faire
» à un physicien prudent, instruit et aidé au besoin
» des conseils d'un médecin, ils peuvent attendre
» beaucoup de succès de l'électricité, et qu'ils n'ont
» aucun danger à craindre ».

On remarque les réflexions suivantes dans la *Gazette de Santé*, du 1ᵉʳ octobre 1810, nº 28 : « Nous
» avons lu l'ouvrage de M. Maurice avec quelque at-
» tention, sans pouvoir deviner pourquoi sa lecture
» a pu détourner quelques malades pusillanimes
» du dessein qu'ils avaient de se faire électriser. Les
» mots *déchirement, commotion*, etc., qui les ont
» effrayés, prouvent seulement l'énergie de ce moyen
» et les effets surprenans qu'on peut en obtenir dans
» les seuls cas où l'on emploie ces modes d'électri-
» ser, où les piqûres, la brûlure ne réveillent plus

» le sentiment. D'ailleurs le grand nombre de cures
» faites par M. Girardin, sous les yeux de l'auteur,
» ou par d'autres médecins nationaux et étrangers,
» doivent rassurer les plus timides, et les déterminer
» *à essayer un traitement où ils ne peuvent avoir*
» *rien à craindre et qui leur offre tant d'espérances.*
» Nous avons personnellement en ce moment trois
» malades soumis à ce traitement pour cause de *sur-*
» *dité*, et avec un succès déjà marqué ».

« M. *Girardin* (1) s'est voué particulièrement à
» l'*Électricité médicale* avec un tel succès, qu'il
» peut offrir une série de cures difficiles du plus haut
» intérêt, et que nous aurons occasion de rappeler
» dans cette feuille consacrée à l'éloge de *ceux qui*
» *ne sont pas assez fourbes ou assez riches pour*
» *payer des compères.* Fort de la pureté de ses in-
» tentions, de l'énergie de ses moyens, *il se plaît*
» *à opérer sous les yeux des hommes de l'art*, et
» il invite les malades qui voudront recourir à son
» traitement, à se faire accompagner de leur méde-
» cin (2). LA VÉRITÉ DÉSIRE DES TÉMOINS ».

On peut encore consulter le *Journal de Paris* des
25 août 1808, 3 février 1809, 13 juillet 1810, 2 et
22 janvier 1811, 13 février *idem*, 8 et 28 juillet
idem, 7 août 1812; la *Gazette de France* du 24 oc-

---

(1) Voyez la *Gazette de Santé* du 21 juillet 1810, n° 20.

(2) M. Girardin avait cessé depuis long-temps de se trans-
porter auprès des malades pour les traiter chez eux. Il donne
avis qu'il vient de disposer à cet effet une machine électrique portative, au moyen de laquelle il opérera comme
dans son cabinet.

tobre 1812; le *Journal des Arts, des Sciences, de la Littérature et de Politique* du 2 mai 1809, etc. : ils font mention de guérisons obtenues par M. Girardin sur la surdité, l'oppression, les sifflemens de poitrine, l'asthme, les engelures, les suppressions, les dépôts, les pertes, l'atrophie, la paralysie, les gonflemens, les pustules chancreuses, les ulcères, l'affaiblissement des facultés intellectuelles, le rhumatisme goutteux, les douleurs cuisantes et aiguës, le racornissement des nerfs, la fistule lacrymale, les maux de tête, de poitrine et d'estomac, la goutte, les faiblesses, l'enflure, les loupes, les boutons, les démangeaisons, l'épilepsie, les convulsions, l'étourdissement, les tumeurs, la migraine, le dégoût, l'affaiblissement de la vue, le délabrement, la transpiration répercutée, etc.

Observations qui concourent à justifier et à raffermir l'opinion favorable à l'Électricité médicale.

Il n'est pas inutile de rappeler les faits suivans, pour démontrer que ce n'est pas chez nous seulement que l'on sait apprécier les avantages de l'Électricité médicale. Consultez, d'ailleurs, les ouvrages des savans et célèbres physico-médecins dont nous allons rapporter les noms : ils contiennent une foule de cures aussi curieuses qu'intéressantes, et qui sont appuyées des preuves légales les plus authentiques et les plus respectables.

Dans son *Mémoire sur les différentes manières*

d'administrer l'Électricité, édition de Paris, 1784, M. Mauduyt cite *cent cinquante-trois cures* heureuses, opérées par l'application du fluide électrique, nonobstant les exemples nombreux qu'il rapporte dans des observations générales.

M. Mazard de Cazeles, docteur en médecine de la Faculté de Montpellier, médecin à Toulouse, etc., rapporte, dans son second Mémoire sur l'Électricité, l'histoire de *quarante-deux malades* entièrement guéris, ou notamment soulagés par ce remède.

On compte près de *deux mille* guérisons radicales dans les écrits de soixante-douze médecins et physiciens du dix-huitième siècle seulement; ces cures ont eu lieu notamment sur les affections et maladies suivantes : abcès, — affections de la superficie, — amaurosis, — amblyopie ou vue confuse, — anaphrodisie, — ankilose, — anosmie, — apoplexie, — appétit (perte d'), — asphyxie, — asthme, — atrophie, — cachexie, — calcul, — cancer, — capillaires, — catalepsie, — cataracte, — cécité, — colique, — constipation, — convulsives (maladies), — convulsifs (mouvemens), — crampe, — danse de Saint-Guy, — diarrhée, — digestion difficile, — dolorifiques (maladies), — douleurs, — dypshoïques (maladies), — dyssenterie, — dyssurie, — écrouelles, — engelures, — engourdissement, — épilepsie, — érésipèles, — faiblesse de constitution, — fièvres, — fistules lacrymales, — ganglions, — gêne dans les mouvemens, — glandes, — goutte, — hémyplégie, — hernie ombilicale, — hocquet, — hydropisie, — hystérique (mal), — ictéricies (maladies), — infécondité, — inflammatoires (ma-

ladies), — lait épanché, — menstrues (suppression
de), — migraine, — mutité, — obstructions, —
odontalgie, — panaris, — paralysie, — perte, —
pouls, — respiration, — rhumatisme, — rhume de
cerveau, — rhume catharreux, — scrophules, —
sécrétions, — spasmes, — esquinancie, — surdité,
— tête (maux de), — toux, — transpiration in-
sensible ou répercutée, — tremblement des mains,
— tumeurs, — urines (incontinence d'), — vapeurs,
— vue (obscurcissement dela), — yeux (maux d').

Nairne rapporte une foule de guérisons opérées
par l'électricité. Son traducteur s'est guéri d'un
rhumatisme en deux fois vingt-quatre heures, en
s'électrisant lui-même. (Voyez page 68, édition de
Paris, 1784).

On lit le rapport suivant dans le *Journal de Paris,
politique, commercial et littéraire*, du 24 octobre
1812, n.° 298, daté du 15 du même mois, de Saltz-
bourg en Bavière. « L'électricité, qui avait beau-
» coup perdu de son crédit, par rapport à la cure
» de certaines maladies, vient de le recouvrer en
» partie auprès de quelques physiciens de cette
» ville. Parmi plusieurs essais qu'a faits avec succès,
» dans ce genre, le professeur Hermann devant ses
» disciples, nous citerons les suivans :

« Marie Horner, de Tettenhausen, près Waging,
» âgée de quarante-quatre ans, éprouvait depuis
» trois ans, par suite d'une frayeur, des douleurs
» dans tous les membres qui l'empêchaient de tra-
» vailler. Elle ne pouvait ni marcher, ni se tenir
» long-temps debout, et lorsqu'elle était restée
» assise quelques heures de suite, ses pieds com-

» mençaient à enfler. Tous les remèdes, et même
» les bains de Gastein, si efficaces dans les cas sem-
» blables, avaient échoué contre cette maladie.
» L'usage de l'électricité, pendant une quinzaine
» de jours, l'a délivrée de ses douleurs, et elle se
» trouve si bien qu'elle peut vaquer à ses fonctions
» accoutumées, et conduire un ménage.

» Cajetana Haas, femme d'un perruquier de cette
» ville, âgée de quarante-trois ans, avait l'ouïe si
» dure depuis long-temps, que, dans le voisinage
» de l'église, elle n'entendait pas le son de la
» plus grosse cloche. Au bout de dix jours, l'élec-
» tricité l'a si bien guérie, qu'elle entend fort
» distinctement le mouvement d'une montre.

» Laurent Duschel, chevau-léger du 7.ᵉ escadron
» du 3.ᵉ régiment prince héréditaire, avait le visage
» entièrement défiguré par une espèce de paralysie
» qui l'empêchait de fermer l'œil droit, de mâcher
» et de parler. Tous les moyens employés à l'École
» militaire pour le guérir avaient été sans succès.
» L'électricité opéra cette cure en très-peu de
» temps. Elle a produit d'aussi heureux effets envers
» un vieillard de soixante-seize ans, qu'une attaque
» d'apoplexie avait paralysé. M. Hermann promet
» des détails sur d'autres expériences qu'il a faites
» encore pendant le cours de l'été, et il se propose
» de combiner par la suite le galvanisme à l'élec-
» tricité ».

Le *Journal des Débats* du 1.ᵉʳ juin 1814, rapporte le fait suivant, d'après la publication du Journal de Bruxelles :

« Dans une affaire, un officier au service de France

» fut renversé à terre par un boulet de canon qui
» passa près de lui à la hauteur de la tête. Le boulet,
» dans la rapidité de son mouvement, avait produit
» une secousse tellement violente dans les parties
» de la tête, que la langue de l'officier était comme
» tordue dans sa bouche, et se trouvait réduite à
» des dimensions si petites, qu'à peine pouvait-on
» l'apercevoir. Il lui était impossible d'articuler au-
» cun son ; il avait totalement perdu l'usage de la
» parole. Vainement d'habiles médecins épuisèrent
» toutes les ressources de leur art pour lui faire
» recouvrer l'usage de cet organe. Il avait passé huit
» mois dans cet état, et l'inefficacité des remèdes
» commençait à faire désespérer de sa guérison ,
» lorsqu'on lui conseilla d'avoir recours à l'électri-
» cité. Il se transporta au cabinet de physique de la
» Faculté des Sciences de Bruxelles. L'appariteur
» de cette faculté commença ses opérations. Pen-
» dant les trois premiers jours, il n'eut qu'une séance
» de trois quarts d'heure, et il reçut l'électrisation
» appelée *par bain* (*) , sans la moindre apparence
» de succès. Le quatrième jour il eut deux séances ,
» la première le matin , à jeun, et la seconde l'après-
» midi.

» Ces électrisations furent plus heureuses que les
» précédentes, par la transpiration abondante que
» le malade a éprouvée. On répéta la même chose

(*) Le bain ne pouvait convenir dans cette circons-
tance : il ne fallait pas moins que l'électromètre et une
main habile pour en mesurer et diriger l'électricité ; le
tonique est, dans ce cas, le moyen qu'on aurait dû employer. On est peut-être encore à le savoir à Bruxelles ,
tant l'habitude et le préjugé sont tenaces !

» pendant huit jours consécutifs. Le remède était
» devenu si actif, qu'on voyait la sueur tomber en
» gouttes multipliées et rapides, qui formaient une
» espèce de grosse pluie. En même temps la langue
» se déroulait insensiblement, et reprenait peu à
» peu la liberté de ses mouvemens. Rendue à ses
» dimensions naturelles, et dégagée des entraves
» qui l'avaient retenue captive jusque-là, il sem-
» blait qu'elle dût recouvrer sur-le-champ la faculté
». de se mouvoir et de s'exprimer.

» Cependant, quelques efforts que fît le malade,
» il ne pouvait parvenir à proférer une seule pa-
» role. Il lui restait encore à la gorge et à la poi-
» trine des douleurs et des embarras qui firent juger
» que l'obstacle résidait au larynx et dans les pou-
» mons. On administra donc sur ces parties l'élec-
» tricité par aigrettes. Enfin, le huitième jour le
» malade reçut une commotion entre les épaules,
» à l'aide de l'appareil de Leyde.

» Ce coup fut décisif. Il compare l'impression
» qu'il ressentit alors dans la poitrine, à celle d'une
» corde liée qui viendrait à se dénouer tout-à-
» coup. Il recouvra la parole à l'instant, et même
» avec la promptitude du fluide qui la lui rendait.
» De plus, il continue de parler comme avant son
» funeste accident, et, ce qui est très-remarquable,
» son organe a perdu un certain embarras qui gê-
» nait autrefois sa prononciation (*) ».

____

(*) Cette dernière particularité n'est pas une supposition
hasardée, comme on peut s'en convaincre par les observations faites sur quelques-uns des malades traités par
M. Girardin.

Après avoir analysé ce rapport dans le *Journal de Paris, politique, commercial et littéraire,* du lendemain, nº 153, le rédacteur ajoute : « Les cir-
» constances de cette expérience sont-elles exactes?
» Nous sommes loin de le garantir. Nous avouons
» même que, malgré l'autorité du professeur de
» Bruxelles, nous avons quelque peine à y croire ».

Ayant eu connaissance du doute du rédacteur, je lui répondis en ces termes (*) : « S'il est
» prudent de ne pas trop précipitamment ajouter
» foi à des faits annoncés par des individus qui
» n'ont aucun droit à la confiance, on ne peut rai-
» sonnablement révoquer en doute ceux qu'attes-
» tent des hommes tout-à-fait dignes d'être crus.
» Telle est la cure sans doute bien étonnante, opé-
» rée par l'électricité, qui vous a, dites-vous, Mon-
» sieur, été attestée par un professeur de Bruxelles;
» mais si, malgré l'autorité de ce savant, vous n'o-
» sez, ainsi que vous l'avouez vous-même, en ga-
» rantir l'authenticité, il était assez inutile de don-
» ner, dans votre Journal, des détails propres à faire
» naître le désir d'employer un moyen dont les
» effets bienfaisans ne vous paraissent pas suffisam-
» ment constatés.

» Au surplus, Monsieur, si vous aviez à cœur de
» vous mettre à même de l'apprécier et d'en parler
» dorénavant avec plus de connaissance de cause,
» *je vous inviterais à suivre avec un peu de cons-*

(*) Cette réfutation a été remise au bureau de la rédac-
tion du *Journal des Débats.* J'ignore pourquoi on ne l'y a
pas insérée.

» *tance les séances que donne tous les jours à plu-*
» *sieurs malades, M. Girardin, cour de l'Abbaye,*
» *et je ne doute point qu'au bout de quelque temps*
» *vous ne soyez devenu le témoin oculaire de cures*
» *opérées par cet habile physicien*, tout aussi
» étonnantes que celle dont parle le Journal de
» Bruxelles.

» Veuillez agréer, Monsieur, etc.

Journal des principaux Physiciens, des Docteurs en médecine et en chirurgie, qui ont coopéré aux progrès de l'Électricité médicale.

Achard, — l'abbé Adam, — d'Arbrefeuille, — Bacher, — Bajon, — Barillon, — Becaria, — Becquett, — Bertholon, — Birch, — Boadatch, — Bonnefoy, — Bonnet de la Brageresse, — Boze, — Boyle, — Bridone, — Buissard, — le Camus, — Canton, — le Cat, — Caullet de Veaumorel, — Cavallo, — Comus, — Deluc, — Deshaies, — Diemerbroekii, — Dikson, — Diquemare, — le Dru, — Ducarla, — Duncan, — Ervelange, — Exaton, — du Fay, — Ferguson, — Ferrein, — Floyer, — Foterghill, — Franklin, — Fuschel, — le prince de Gallitzin, — Gardane, — Gardini, — Gérhard, — Gilbert, — Girard, — Gray, — de Haën, — Hall, — Haller, — Hart, — Hartmann, — Hauxsbée, — Haves, — Hay, — l'abbé Hemmer, — Herbert, — Hiobertg, — Hufeland, — Hunter, — Huzard, — Jallabert, — Kinnersley, — Kœstlin, — Lacépède, — Lassone, —

Lautter, — Lindhuld, — Linné, — Louis, — Louvett, — Macbride, — Macquer, — Mangin, — Marrigues, — Mauduyt, — Maurice, — Mazars de Cazelles, — Morand, — Morgan de Norwick, — Morris, — Mussenbroëck, auteur de la Bouteille de Leyde; — Nairne, — Nicholson, — Nicolas, — Nollet, — Odier, — Otto-de-Guerike, — Pallas (Augustin-Frédéric), — Paris, — Parthington, — Passeri, — Paulsohn, — Percival, — Pickel, — Pivatti, — Pomme, — l'abbé Poncelet, — Priestley, — Quelmalz, — Révillon, — Rosier, — le Roy, — l'abbé Sans, — Sarli, — Saussure, — de Sauvages, — Schafer, — Sigaud-Lafond, — Spengler, — Spry, — Steiglehner, — Stromer, — Syme, — Teske, — l'abbé Thourry, — Toaldo, — Underwood, — Van Swieten, — Velse, — Verati, — Vicq-d'Azir, — Vigaroux, — Vivenzio, — Wolta, — Wardrope, — Ware, — Watson, — Weber, — Weslcins, — Westelius ou Wesleius, — Wesley, — Wicdebourg, — Wilhelm, — Wilkinson, — Zetzell.

On peut aussi consulter la Collection académique, t. VIII et XI; l'Histoire générale et particulière sur l'Électricité, etc., Paris, 1752; London medical Observations, les nouvelles Réflexions sur l'Électricité médicale, ou Tentative pour découvrir le véritable usage de l'Électricité en médecine; le Recueil sur l'Électrité médicale, Paris, 1761 et 1763; et les Trancactions philosophiques.

M. GIRARDIN, très-connu pour avoir perfectionné de nombreux instrumens de physique, et pour être

(40)

l'auteur de la pompe à sein, ainsi que de plusieurs
autres instrumens de chirurgie, vient d'en faire exé=
cuter un dont la vue seule fera juger de l'utilité (*).
Cet instrument est une Seringue, à laquelle s'adaptent
onze capillaires (le nombre peut en être augmenté
indéfiniment), qui diffèrent et dans la forme et dans
l'usage. Chacun de ces tubes a, par lui-même, une
fonction exclusive, et tous, au moyen de l'injection
du liquide ou du fluide dont on les remplit, sont,
par leur présence, destinés à provoquer une neutra-
lisation ; c'est-à-dire, qu'applicables à l'intérieur
de la bouche, des oreilles, des voies nazales,
de l'anus, de la verge et de la matrice, lorsque ces
parties sont affectées d'un virus quelconque, la ma-
tière dont ces tubes sont remplis, coopère nécessai-
rement à affaiblir le mal, et à le détruire. On ajoutera
seulement que cet instrument est le seul (ne pouvant
être mis au hasard entre les mains de l'inhabileté)
qui soit spécialement à l'usage de M. Girardin ; il
accélère considérablement la guérison des malades
confiés à ses soins.

(*) M. Lesueur, artiste distingué, coutelier des Écoles de
médecine et des Hôpitaux, fabricant de tous instrumens de
chirurgie, rue des Canettes, n° 5, faubourg Saint-Germain,
à Paris, fut chargé de cette exécution.

FIN.